DE LA

BRONCHITE FIBRINEUSE

PRIMITIVE

Par le Dr J. VOITURIEZ,

Maître de Conférences à la Faculté libre de Médecine
de Lille,
Ex-Vice-Président de la Société anatomo-clinique.

LILLE,

AU BUREAU DU *JOURNAL DES SCIENCES MÉDICALES*,

56, RUE DU PORT.

—

1893.

DE LA

BRONCHITE FIBRINEUSE

PRIMITIVE

Par le Dᴿ J. VOITURIEZ,

Maître de Conférences à la Faculté libre de Médecine
de Lille,
Ex-Vice-Président de la Société anatomo-clinique.

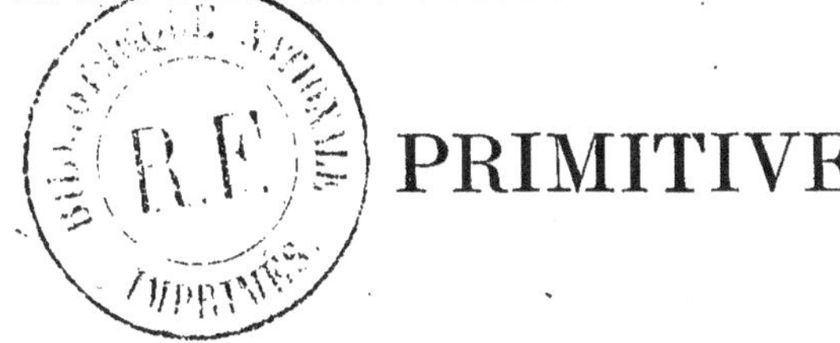

LILLE,

AU BUREAU DU *JOURNAL DES SCIENCES MÉDICALES*,

56, RUE DU PORT.

1893.

DE

LA BRONCHITE FIBRINEUSE

PRIMITIVE

Par le Dr VOITURIEZ.

La bronchite fibrineuse primitive a été observée et décrite depuis fort longtemps déjà ; en effet, sa caractéristique anatomique, qui est la formation de moules bronchiques ramifiés, expectorés par le malade à la suite de quintes de toux, est assez nette pour avoir frappé les observateurs anciens. Tantôt décrite sous le nom de *bronchite croupale*, de *bronchite pseudo-membraneuse*, de *polypes des bronches*, elle a été confondue avec plusieurs sortes d'affections de nature fort différente.

C'est ainsi qu'aujourd'hui, il est nécessaire de distinguer absolument la bronchite fibrineuse pure ou essentielle, de la bronchite pseudo-membraneuse, qu'on observe dans la diphthérie, par suite de l'envahissement progressif de la trachée et des bronches par le bacille de Lœffler. De même, et par un processus inverse, la pneumonie fibrineuse peut déterminer la formation dans les bronches de fin calibre de concrétions blanchâtres constituées par de la fibrine coagulée ; cette bronchite fibrineuse d'origine pneumonique a été déjà séparée des précédentes par Nonat, Remak et Grancher. Enfin, on a cité dans le cours de bronchites aiguës, dues à des maladies infectieuses, telles que la rougeole, la variole, l'érysipèle (Gubler), la fièvre typhoïde (Eisenlohr et Mazzotti) l'émission dans les produits d'expectoration de moules fibrineux bronchiques.

Nous n'avons en vue ici que l'étude de la bronchite fibrineuse primitive, c'est-à-dire de celle qui se rencontre en dehors des affections spécifiques ou infectieuses. En limitant ainsi le sujet, il faut reconnaître que cette maladie est rare. Elle a été peu étudiée en France et n'a inspiré qu'un travail d'ensemble déjà ancien (1876). C'est la thèse d'ailleurs fort remarquable de M. Paul Lucas-Championnière. Nous croyons donc intéressant de relater un cas, que nous avons pu suivre assez longtemps et qui nous a permis de recueillir des moules bronchiques très volumineux et vraiment typiques.

OBSERVATION.

Bronchite fibrineuse primitive. Expulsion de moules bronchiques volumineux ; marche apyrétique de l'affection. Guérison.

M......, **31** ans, ouvrier de filature, demande nos soins le 8 décembre 1892.

Nous trouvons le malade en proie à une dyspnée très intense ; respiration fréquente, sifflante ; néanmoins pas de fièvre et pouls relativement peu fréquent (**90** pulsations).

Cet ouvrier est d'une constitution peu robuste, malingre, comme beaucoup d'ouvriers de filature et a déjà été malade à plusieurs reprises.

Nous reconstituons ici son histoire pathologique.

Pas d'antécédents héréditaires morbides.

Son père est mort à **77 ans** ; sa mère morte à la suite de couches. Cependant il aurait perdu une sœur âgée de 36 ans, d'une affection pulmonaire.

Jusque 1884, il a joui d'une bonne santé habituelle ; à cette époque, étant militaire, il eut à la suite d'un refroidissement une bronchite, qui nécessita son séjour à l'hôpital de Cambrai, et il obtint un congé de réforme.

A partir de cette époque sa santé générale n'a jamais été absolument satisfaisante.

Il est rentré à plusieurs reprises dans les différents services médicaux de notre ville avec des diagnostics divers, tantôt : Bronchite aiguë, bronchite et pleurésie sèche, pneumonie, bronchite tuberculeuse, influenza.

Pendant le cours de ces successives indispositions le malade n'a jamais craché de *sang*, ni expectoré de *moules fibrineux* ; l'expectoration était constituée par des crachats ou mousseux ou jaunâtres.

Dans l'intervalle, notre malade reprenait son travail, et pouvait fournir une journée de 12 heures.

Le 3 décembre 1892, il est repris de toux violente avec douleur dans le côté droit. Le lendemain 4, il s'applique de lui-même, un vésicatoire à droite et il remarque que son expectoration, d'abord mousseuse, a changé de nature.

Pour suivre sa relation écrite ; « il commença à cracher de petits boyaux d'environ 2 à 3 centimètres de longueur ; puis après, sont venus des boyaux longs de 9 à 10 centimètres ; dans l'intervalle, il y en avait de 5 à 6 centimètres de longueur.

Le jeudi 8, il en a craché un de 12 centimètres environ vers 1 heure de l'après-midi. »

C'est à ce moment que nous avons eu l'occasion de voir le malade.

Il était alité, en proie à une dyspnée extrême ; néanmoins la température n'était pas élevée, le pouls était à 90 et l'examen direct ne permettait pas de constater une affection grave du parenchyme pulmonaire.

L'examen de la gorge montre en outre qu'il n'existe aucun exsudat pseudo-membraneux sur les amygdales et les piliers. D'ailleurs le malade ne s'est pas plaint de gêne à la déglutition.

Examen de la poitrine. — Maigreur considérable du sujet ; saillie très accusée des 2 clavicules ; creux sous-claviculaires très accentués à droite comme à gauche.

On trouve sur la poitrine des cicatrices, traces d'applications anciennes de révulsifs.

La voussure sternale est très prononcée.

A la percussion, on constate en avant et en arrière une sonorité normale : pas d'altération de sonorité aux sommets.

A l'auscultation, à droite et en avant vers le 3e espace intercostal, râles bronchiques sonores, au moment des grandes inspirations.

Au-dessous et sur une surface grande comme la paume de la main. quelques râles crépitants à droite du sternum.

En examinant la face dorsale, on constate une incurvation cyphotique, à grande courbure, (le maximum de la courbure étant représenté par la 9e vertèbre dorsale) ; cette cyphose est professionnelle.

La sonorité est parfaite en arrière ; néanmoins la respiration est légèrement exagérée à gauche, diminuée notablement à droite ; pas de râles en arrière.

Ce qui frappe au premier abord, c'est la dyspnée intense, l'angoisse respiratoire, avec si peu de signes physiques ; l'examen de produits expectorés permet d'expliquer cette apparente anomalie. La dyspnée accusée par le malade ne peut être comparée, qu'à celle de l'asthme ou du mal de Bright. Mais elle est calmée pour un moment après l'expectoration de fragments de moules fibrineux.

Le malade nous montre les produits d'expectoration qu'il a recueillis dans un crachoir.

Nous les recueillons et les examinons sous une mince couche d'eau.

Examen des cylindres fibrineux. — Nous constatons qu'ils sont constitués par des cylindres pleins. Sur la coupe, on distingue une couche corticale homogène d'un blanc mat ; en dedans, le calibre du tube est comblé par une substance d'un blanc jaunâtre, pigmentée de points plus sombres.

La consistance du tube fibrineux est assez ferme ; mais il est difficile d'apprécier sa dureté ; il glisse entre les doigts, à cause d'une couche visqueuse, transparente, qui lui adhère, et qui est constituée par du mucus.

Nous représentons ici le dessin du moule fibrineux bronchique le plus considérable ; mais le malade n'a cessé pendant 3 à 4 jours d'en émettre, soit fragmentés, soit pelotonnés.

La planche représente le moule bronchique avec ses dimensions réelles ; c'est un des plus considérables, qui aient été observés.

Le dessin nous dispense d'une description, qui nous exposerait à des redites.

Le traitement consiste dans une potion composée comme suit :

Kermès..................	5 centigrammes.
Sp. de codéine..........	30 grammes.
Eau distillée.............	90 grammes.

par cuillerée à bouche de 2 heures en 2 heures.

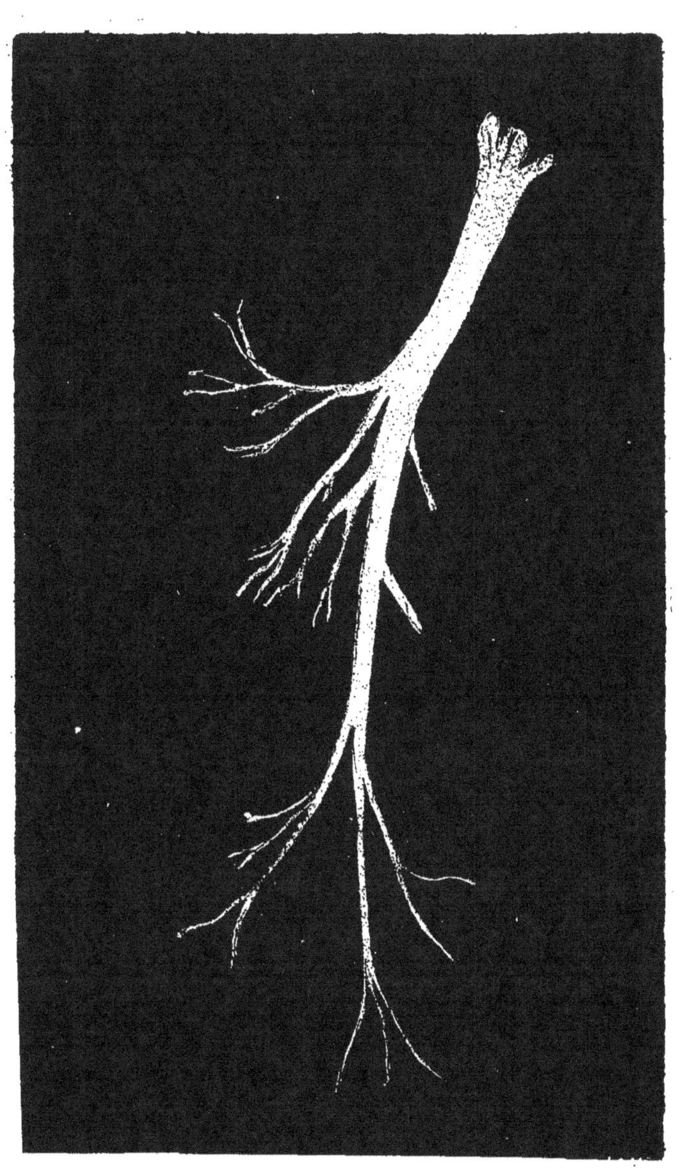

Renouveler la potion au bout de 24 heures.

En outre, application de teinture d'iode sur le devant de la poitrine à droite, au niveau du foyer perçu de bronchite.

Le 12 décembre, nous revoyons le malade ; son état est amélioré ; la dyspnée est moins considérable. D'autres moules fibrineux ont été expectorés, et nous les examinons avec soin, car le sujet a eu la précaution, suivant notre indication, de cracher dans un vase à demi rempli d'eau. Mais les cylindres sont moins nombreux et surtout moins considérables comme volume. Après les avoir expectorés, le malade accuse toujours une sensation de bien-être. Il a pu se lever et nous le trouvons debout.

Son état va s'améliorant les jours suivants.

Il peut reprendre son travail le 6 janvier 1893.

Le 20 janvier, nous le revoyons à notre consultation : l'état général est satisfaisant. Le malade tousse encore, mais cette toux lui est en quelque sorte habituelle.

L'examen de la poitrine fait avec soin et sans difficulté, puisque la dyspnée a tout-à-fait disparu, ne nous permet de constater aucune lésion des sommets suspecte.

Mais à droite et en avant, persiste un râle sonore de bronchite qui se produit dans une bronche de moyen calibre. C'est d'ailleurs là que les signes d'auscultation ont existé dès le premier jour, et il est à supposer, que c'est à ce niveau que s'est formé le principal moule fibrineux, que nous avons pu recueillir et dessiner.

HISTORIQUE. — On trouve déjà dans Hippocrate, la description de polypes des bronches, qui se rapportent assez bien à des concrétions fibrineuses ramifiées. Galien les avait observées et les considérait fort bizarrement, comme constituées par des fragments de vaisseaux pulmonaires.

Dans les temps modernes, il faut citer parmi les auteurs qui ont signalé de nouveaux cas Bontius, Bartholin, Moellenbreck, Tulpius, Clarke au XVII⁰ siècle, mais on ne distinguait pas encore la bronchite fibrineuse primitive de celle qui complique la diphthérie ou la pneumonie. Ce diagnostic n'a pu être fait qu'après les travaux de Bretonneau, de Trousseau, de Thierfelder (1854), de Peacock, de Leudet (1855), de Laboulbène (1861), de Lebert (1869), de Lucas-Championnière en 1876.

Nous aurons l'occasion de citer dans le cours de ce travail, un certain nombre d'auteurs qui se sont plus récemment occupés de cette question.

ANATOMIE PATHOLOGIQUE —. Au point de vue de l'anatomie pathologique, il importe d'abord d'étudier les lésions observées sur les bronches correspondantes et ensuite les moules fibrineux bronchiques , qui constituent la caractéristique de l'affection.

Les autopsies sont fort rares dans les formes de bronchite fibrineuse essentielle ; ce qui explique que les lésions des bronches sont encore assez mal déterminées. Dans les cas cependant, où l'autopsie a pu être pratiquée, on a trouvé le calibre des bronches comblé, comme injecté, par des moules fibrineux. Ordinairement ils sont détachés de la muqueuse par l'air ou le mucus (Eichhorst) (1).La muqueuse est habituellement rouge et gonflée ; çà et là on voit des extravasations sanguines. L'épithélium de la muqueuse, aux points où se sont formés les moules fibrineux, est tantôt conservé, tantôt a disparu complètement. Les membranes paraissent se développer de préférence à partir des 3ᵉ et 4ᵉ subdivisions bronchiques : elles forment une production arborescente, dont les plus fines divisions semblent se prolonger jusque dans les alvéoles pulmonaires (Lucas-Championnière (2).

Les moules bronchiques rejetés peuvent tantôt être réduits en petits fragments et passer inaperçus au milieu des autres produits muco-purulents d'expectoration. Tantôt ils se présentent sous l'aspect d'un peloton enroulé, qui rappelle lorsqu'il est mélangé au sang l'aspect d'une masse de chair. Pour bien les examiner, il faut les considérer sous une mince couche d'eau ; ils se déroulent alors et l'on distingue un tronc principal, donnant

---

(1) Traité de path. int. et de thérapeutique. Paris, Steinheil, 1889 Tome I, p. 333.

(2) De la bronchite pseudo-membraneuse chronique, Thèse de Paris, 1876.

naissance à des ramifications nombreuses, qui se subdivisent dichotomiquement. Cependant certaines branches peuvent évidemment s'être rompues dans les efforts d'expulsion, comme cela est visible sur la planche annexée à notre observation ; néanmoins de petits bourgeons latéraux persistent et montrent le point d'insertion de la division bronchique correspondante.

La coloration des moules bronchiques est généralement d'un blanc mat, ou légèrement rosée, quelquefois grise à cause de cellules pigmentaires. Dans certains cas, ils sont colorés fortement par le sang d'un hémoptysie concomitante.

L'épaisseur du tronc peut présenter le diamètre d'un crayon ou même celui du petit doigt. La longueur totale du moule est très variable ; les concrétions les plus considérables ont d'après Strumpell (1) de 10 à 15 centimètres. Eichhorst en cite cependant, qui atteignaient 18 centimètres ; celle, que nous représentons en grandeur naturelle, avait 13 à 14 centimètres.

Ces exsudats membraneux sont constitués par une substance assez molle, disposée en *feuillets concentriques* ; cet aspect feuilleté se rencontre plus particulièrement à la périphérie, tandis que le centre paraît constitué par de blocs plus ou moins irréguliers.

Les cylindres sont souvent *pleins* et ne présentent pas de lumière centrale ; dans certains cas cependant l'aspect canaliculé est signalé et on s'en assure en sectionnant le moule perpendiculairement à son axe. Ce sont les plus fortes branches qui sont creuses, les ramifications plus fines sont presque toujours solides.

L'examen histologique a donné des résultats assez variables. D'après Eichhorst, les moules fibrineux possèdent une disposition par couche ou lamelleuse, dans laquelle les lamelles sont disposées tantôt concentriquement, tantôt forment une couche irrégulière. Le nombre des lamelles varie, mais leur disposition indique une exsudation et une coagulation successives.

---

(1) Traité de pathologie interne. Paris. Savy 1884, p. 212.

Les moules sont formés de parties hyalines, qui paraissent disposées en raies ; à la périphérie, on trouve souvent des globules sanguins colorés ; dans une observation publiée par Flint, il y avait des granulations et des cristaux d'hématoïdine. Çà et là, on voit des cellules rondes frappées de dégénérescence graisseuse ; on y a décrit aussi des cellules à cils vibratiles. Si on ajoute de l'eau de chaux, la substance fondamentale se dissout et les éléments cellulaires sont mis en liberté. Quelquefois on découvre dans les moules des cristaux incolores, découverts d'abord par Charcot ; ces cristaux connus sous le nom de *Charcot-Neumann* ou de cristaux de Leyden sont octaédriques et ont la forme de doubles pyramides ; ils constitueraient le sel phosphatique d'un composé à base organique particulière. On les rencontre dans bien des circonstances, dans les crachats des asthmatiques, dans la rate leucémique, la moëlle osseuse et le sperme, etc. Leur constatation est donc de peu de valeur pratique.

La substance fondamentale n'a pas toujours une constitution identique.

D'après Grancher, qui a pratiqué l'examen histologique, dans l'observation, qui fait le sujet de la thèse de Lucas Championnière cette substance est de nature muco-albumineuse. Dans un cas, rapporté par Caussade (1) il s'agissait de moules composés de véritable fibrine. Enfin, il y aurait des cylindres graisseux. (Model) (2).

On peut donc reconnaître trois sortes de moules bronchiques au point de vue de leur nature.

1° Les moules muco-albumineux.
2° Les moules fibrineux.
3° Les moules graisseux.

---

(1) Bulletin de la Société anatomique de Paris 1889.
(2) Dissertation inaugurale. Fribourg 1890.

Mais on ne peut pas les rapporter à des formes cliniques différentes (Marfan) (1).

L'examen bactériologique dans la bronchite fibrineuse primitive n'a pas donné de résultats dignes de remarque, et cela s'explique. Les microbes, que l'on rencontre mélangés aux produits d'expectoration sont très nombreux, et il ne paraît pas qu'il y en ait un de spécifique. A notre avis le moule fibrineux bronchique est le produit d'une sécrétion particulière des glandules de la muqueuse, le résultat d'une réaction spéciale des cellules, à la suite d'une inflammation, dont la cause peut être banale.

ÉTIOLOGIE. — La bronchite fibrineuse ne se présente pas également aux différents âges. Elle est rare dans l'enfance (2 cas sur 43). ce qui la distingue immédiatement de la bronchite pseudo-membraneuse diphthéritique ; elle est en quelque sorte l'apanage de l'âge adulte, mais reste relativement fréquente chez le vieillard.

Au point de vue du sexe, nous trouvons, dans la statistique de Lucas-Championnière, 30 hommes et 12 femmes. La prédominance du sexe masculin est donc absolument manifeste.

La profession, l'hygiène, le milieu social des malades ne paraît pas avoir d'importance.

L'hérédité joue un rôle, mais d'une manière indirecte ; on relève souvent parmi les ascendants et les collatéraux des affections pulmonaires, bronchite chronique, phtisie, arthritisme et la goutte.

La constitution individuelle paraît ici un facteur étiologique de premier ordre. Les malades atteints de bronchite fibrineuse, sont souvent d'une mauvaise santé habituelle, malingres et chétifs, sujets à tousser ; ils ont eu précédemment des bronchites simples ou devenues chroniques. La phtisie

---

(1) Traité de médecine. Tome IV, page 339. Paris, Masson, 1893.

avérée est relevée dans un certain nombre d'observations. Mais dans certains cas, c'est au milieu d'une santé parfaite, que la maladie éclate, sans qu'on puisse lui assigner aucune cause prédisposante.

Comme cause déterminante et immédiate, le froid a seul paru pouvoir être invoqué d'une manière réelle. Notre cas est confirmatif à cet égard, car l'observation date du mois de décembre, fort froid dans notre région.

SYMPTOMATOLOGIE. — Ou bien la bronchite fibrineuse éclate d'emblée chez un sujet sain jusque-là, ou bien on l'observe dans le cours d'un ancien catarrhe bronchique, chez des emphysémateux ou encore chez des phtisiques avérés. Quoi qu'il en soit, dès que l'affection est constituée, dès que les concrétions fibrineuses se sont formées dans les bronches, la scène change et les symptômes propres à la bronchite fibrineuse apparaissent. Ce sont eux qui donnent à la maladie sa physionomie clinique, c'est sur eux qu'il importe d'insister ici.

Ce qui frappe au premier abord, c'est l'oppression, la dyspnée extrêmement intense, avec toux violente, quelquefois convulsive, sous forme de quintes très pénibles; la toux s'accompagne d'une expectoration spumeuse et abondante; le pouls est fréquent, la face cyanosée. La dypsnée est continue, mais présente des paroxysmes au moment, où grâce aux efforts de toux et à la sécrétion bronchique réflexe, les moules fibrineux se détachent de la paroi de la muqueuse; ils se mobilisent difficilement, à cause de leurs prolongements ramifiés, dont quelques-uns restent plus ou moins adhérents.

Après des efforts prolongés, accompagnés d'angoisse, de sueurs froides, quelquefois de crises de suffocation, le malade expulse enfin un cylindre membraneux, souvent sous forme de peloton enroulé, qui développé sous l'eau permet de reconnaître un moule bronchique avec ses ramifications dichotomiques.

Généralement, cette expulsion est suivie d'un soulagement

marqué, d'une sensation de bien-être, d'une respiration plus ample et plus aisée,— lorsque la cause principale d'obstruction a disparu ; la crise est alors terminée. Mais fréquemment le cylindre fibrineux se désagrège d'abord et est expectoré en plusieurs fois par fragments minimes , qui peuvent passer inaperçus du malade, et que le médecin peut à peine soupçonner, si l'expectoration n'est pas recueillie dans un crachoir.

En ce cas aussi la dyspnée persiste plus longtemps, le soulagement n'est ni aussi brusque, ni aussi manifeste, qu'après l'expulsion en une seule fois d'un moule bronchique volumineux.

Tel est le syndrome clinique, en quelque sorte régulier.

Pendant ce temps, la fièvre, quand elle existe, est très modérée. Les signes d'auscultation ne donnent souvent que des indications de médiocre importance. On note des râles de bronchite sonores ou muqueux, suivant l'abondance de la secrétion bronchique concomitante : Un autre signe est fort remarquable, lorsqu'il est constaté , c'est l'absence ou l'affaiblissement du murmure vésiculaire dans une partie du poumon (Andral).

Hyde Salter a trouvé des râles crépitants dans un *point limité* du poumon ; dans son cas le foyer existait sous la clavicule droite ; nous avons constaté le même signe dans notre observation; le siège seul différait. Ce signe, lorsqu'il est bien net, a une certaine importance au point de vue de la localisation de l'affection bronchique.

En outre, il n'est pas rare, que le malade accuse lui-même une douleur profonde, thoracique, qu'il localise plus ou moins bien, mais qui indique néanmoins, si c'est la bronche droite ou la gauche, qui est en cause.

Un autre signe, connu sous le nom de *bruit de drapeau*, a été décrit comme appartenant à la bronchite pseudo-membraneuse; il serait dû à ce fait, que le cylindre fibrineux se mobilise et flotte en quelque sorte, à chaque mouvement alternatif d'inspiration et d'expiration; quelque naturel et explicable qu'il puisse paraître, ce signe manque dans l'immense majorité des cas. On a noté aussi des bruits de frottements, des sifflements, des bruits de soupape, etc.

La percussion donne des résultats variables ; tantôt la sonorité n'est pas modifiée, tantôt il existe une zone de tympanisme, ou au contraire de matité ; ces différences s'expliquent par la situation plus ou moins profonde de la bronche oblitérée et aussi par l'emphysème vicariant.

L'inspection montre que les mouvements respiratoires peuvent ne se produire que sur une partie du thorax ; une plus ou moins grande partie de la poitrine reste immobile, au moment des inspirations (Eichhorst).

L'accès ne se termine pas invariablement pour l'expulsion du bouchon bronchique ; dans certaines observations, la mort est survenue à la suite d'une suffocation, chez des malades très affaiblis. En outre, le moule fibrineux détaché peut se pelotonner sur lui-même, s'enrouler et oblitérer complètement une bronche *d'un plus fort calibre* ; il constitue alors un véritable corps étranger des bronches et détermine par sa présence des accidents de la plus haute gravité.

Les moules bronchiques une fois rendus, les symptômes d'*insuffisance respiratoire* cessent rapidement ; le thorax reprend son ampliation régulière. Spath et Escherich ont montré que la *capacité pulmonaire* changeait. De 1317 c. cubes, qu'elle était avant l'accès, elle atteignait dans un cas 1975 c. cubes après l'évacuation de moules fibrineux bronchiques.

Souvent l'accès n'est pas unique ; il se répète plusieurs fois. Tantôt les accès se reproduisent pendant plusieurs jours de suite et disparaissent. Tantôt ils sont en quelque sorte périodiques et reviennent au bout d'une semaine, de 15 jours, deux mois et plus.

Existe-t-il des signes cliniques qui permettent de se rendre compte que de nouvelles concrétions se forment ? Quand les malades s'analysent avec soin, ils accusent alors un sentiment de gêne respiratoire, des douleurs thoraciques profondes, un point de côté ; ils sentent parfaitement, dit Lucas-Championnière, que les bronches sont obstruées et que l'expectoration les soulagerait ; ils arrivent aussi à prédire l'accès prochain ; un malade annonçait le soir qu'il expulserait le lendemain des cylindres fibrineux.

MARCHE ET PRONOSTIC. — La marche de l'affection varie suivant les cas : elle est tantôt aiguë, tantôt chronique, mais il ne faut voir là que deux formes cliniques différentes d'une même maladie.

Le début est généralement aigu ; il y a un premier accès caractérisé par les divers symptômes, sur lesquels nous avons insisté. Cet accès est suivi pendant les jours qui suivent, d'autres accès, séparés par des périodes de rémission. Puis les concrétions fibrineuses cessent d'être sécrétées à la surface de la muqueuse bronchique et la guérison s'opère. C'est la forme aiguë de la maladie.

Dans d'autres cas, après quelques jours de répit de nouvelles fausses membranes se reforment dans les bronches, ordinairement dans les mêmes ; ce qui est démontré par l'examen des moules fibrineux qui sont alors de même calibre et de mêmes dimensions. Les accès de dyspnée se succèdent et se terminent par l'expectoration caractéristique. Cette forme peut durer des mois entiers ; elle est essentiellement chronique et finit par épuiser le malade, quand les crises se répètent trop souvent et trop longtemps.

Le pronostic est variable et doit être fort réservé. Dans la forme aiguë, il peut y avoir oblitération d'une bronche considérable et mort par asphyxie. D'après Strumpell, dans la forme aiguë la mort surviendrait dans un quart des cas.

Il faut aussi se souvenir que la bronchite fibrineuse s'observe souvent chez des individus déjà affaiblis, chez de vieux emphysémateux, chez des phtisiques avérés. Évidemment, dans ces circonstances, le pronostic devient beaucoup plus sévère.

Enfin, quand la maladie se prolonge pendant 3 à 4 années, avec des rémissions plus ou moins longues, elle peut déterminer la mort par épuisement, en dehors même de toute complication.

Néanmoins, il est impossible à l'heure qu'il est de donner des chiffres précis sur la mortalité due à cette affection, les malades ayant rarement pu être suivis d'une manière suffisamment prolongée.

Diagnostic. — Au point de vue du diagnostic, nous devons distinguer deux cas, suivant qu'il y a expectoration membraneuse ou suivant que ce signe fondamental manque.

Dans ce dernier cas, en présence d'une dyspnée intense, survenue subitement, accompagné de toux quinteuse, d'expectoration spumeuse, de menaces de suffocation, on pourrait penser d'abord soit à une attaque d'asthme, soit à de l'urémie à forme dyspnéique.

L'examen des urines dans le cas de mal de Bright, l'évolution rapide de l'accès dans l'asthme permettent d'écarter ces maladies.

Nous rappelons pour mémoire la dyspnée de la pneumonie, de la pleurésie aiguë, du pneumothorax ; les signes d'auscultation permettent de reconnaître bientôt ces affections.

Mais en dehors de toute expectoration pathognomonique, un examen complet et minutieux de la poitrine permettra du moins de faire le diagnostic d'*obstruction des bronches*, comme le fit Andral, en s'appuyant sur des signes stéthoscopiques : l'absence du murmure vésiculaire dans une certaine étendue du poumon, sans modification notable de la sonorité à la percussion.

Le bruit de drapeau, le bruit de soupape peuvent aussi, lorsqu'ils sont perçus, mettre sur la voie du diagnostic.

Dès qu'il y a expectoration de cylindres bronchiques, le diagnostic de bronchite fibrineuse s'impose évidemment, mais nous avons dit au début que les concrétions fibrineuses peuvent

se former dans les bronches dans le cours de maladies différentes et il est de toute nécessité de reconnaître à quelle variété
on a affaire.

Quand il s'agit d'expectoration fibrineuse, liée à la pneumonie, les cylindres ne sont pas canaliculés ; ils sont d'une
couleur jaune-ambré, contiennent des vésicules emprisonnant
de l'air et sont mêlés à un peu de sang. Ce sont des moules
leucocyto-fibrineux (Marfan).

Dans le cas de diphtérie, ce sont des cylindres blancs opaques
canaliculés ; au point de vue de leur nature histo-chimique, ce
sont des cylindres *fibrino-épithéliaux* (Marfan).

Dans la bronchite fibrineuse vraie, dans celle que nous étu-
dions ici, l'on trouve des cylindres blancs transparents, dont la
nature est tantôt *muco-albumineuse* (Grancher) *fibrineuse*,
(Caussade) ou *graisseuse* (Model).

On pourrait encore confondre certaines concrétions plus ou
moins rubannées avec des débris de la paroi d'un kyste hyda-
tique du poumon ouvert dans les bronches (Siredey) ; l'examen
histologique viendra lever tous les doutes.

On a même parlé de confusion possible avec des tronçons de
tœnia, rendus par la bouche ; l'examen le plus superficiel fera
éviter cette erreur grossière.

Nous n'insisterons en aucune manière sur les symptômes
généraux distinctifs des diverses maladies que nous avons énu-
mérées, sur l'examen de la gorge et du larynx, sur les signes
d'auscultation ; le diagnostic de la bronchite fibrineuse vraie
ou essentielle ne sera fait néanmoins qu'au moyen d'un examen
complet et attentif du malade.

TRAITEMENT. — Dans le traitement de la bronchite fibrineuse,
le médecin a deux objectifs : faire détacher et rejeter les moules
fibrineux et empêcher leur nouvelle formation.

Pour favoriser le détachement des concrétions bronchiques,
on a vanté les inhalations de vapeur d'eau, ou encore des
inhalations d'eau de chaux, de carbonate de potasse (1/100)

de carbonate de soude (1/100) ou d'acide lactique (2 à 5 %) parce que ces substances ont la propriété de dissoudre les matières fibrineuses.

Dans ces derniers temps on a employé les inhalations de solution de papaïne et de neurine à 5/100. (Eichhorst).

Les expectorants sont indiqués dans le même but ; nous nous sommes bien trouvés de kermès associé à la codéine.

Les vomitifs ont souvent une action contro-stimulante nuisible pendant les accès dyspnéiques, qui s'accompagnent de sueurs froides, de cyanose, de menaces de suffocation.

Pour empêcher la formation de nouvelles concrétions fibrineuses il faut avouer que nous sommes peu armés ; en effet, nous ne savons pas pourquoi ni comment les glandules bronchiques en arrivent à sécréter cette substance fibrineuse coagulable On a eu recours aux frictions mercurielles, et on a administré à l'intérieur de l'iodure de potassium (1 à 3 gr. par jour) avec quelque succès.

TOUX GASTRIQUE

ET

TOUX AURICULAIRE.

La toux est un symptôme, dont l'importance clinique est souvent diminuée par sa banalité même. Il y a longtemps que l'on sait qu'elle peut être observée avec un caractère d'acuité et de persistance remarquables, en dehors de toute lésion de l'arbre respiratoire et d'affection thoracique. La toux gastrique en particulier, et la toux auriculaire ont été décrites avec soin par les auteurs ; néanmoins l'existence de ces toux réflexes est souvent méconnue dans la pratique, et a même, au point de vue théorique, été l'objet de vives controverses.

L'observation, que nous publions, présente des signes tellement nets, qu'il ne saurait y avoir doute sur le diagnostic ; là encore le traitement est venu éclairer la cause et démontrer la nature de la maladie.

OBSERVATION. — Alice S..., âgée de 12 ans, nous est présentée le 10 juin 1891. Cette enfant, qui jouit habituellement d'une bonne santé et possède même un certain embonpoint, est atteinte depuis *deux à trois mois* d'une toux opiniâtre et fatigante. Cette toux sèche et ayant un certain caractère de raucité, se produit à des moments quelconques de la journée ; elle est impérieuse, ne peut être arrêtée par la volonté et ne s'accompagne d'aucune expectoration. Elle n'est pas précédée de chatouillement laryngé, ni trachéal ; pas de gêne, ni de sensibilité rétro-sternale ; pas d'altération du timbre de la voix.

La toux ne présente pas de quinte, dans le sens propre du mot ; elle se compose de deux ou trois expirations longues, sonores, suivies d'un long repos. En outre, elle ne procure aucun soulagement, même momentané à la malade, elle ne produit aucun effet utile.

Quoique la santé générale se maintienne satisfaisante, la persistance de cette toux inspire une certaine inquiétude aux parents, qui ont perdu un fils à 18 ans, de tuberculose pulmonaire.

Aussi l'enfant a-t-elle été traitée précédemment. On lui a administré d'abord des préparations calmantes à base d'opium, qui n'ont amené aucune sédation durable. Dans ces derniers jours, elle a pris des capsules de créosote de hêtre, dont l'effet a été d'augmenter notablement la toux. C'est à la suite de ces divers traitements, que nous avons l'occasion d'examiner l'enfant.

État actuel. — En commençant l'examen de l'appareil respiratoire et en inspectant la gorge, nous sommes frappé de l'état saburral de la langue. La langue est large, étalée, couverte sur sa face dorsale d'un enduit blanchâtre assez épais ; les bords sont rouges et gardent l'empreinte festonnée des dents.

La malade accuse un appétit capricieux, irrégulier ; les digestions se font souvent péniblement ; après les repas, pesanteur au creux épigastrique. Les selles sont de même irrégulières ; à un jour ou deux de constipation, succèdent des garde-robes diarrhéiques et fétides.

Le fond du pharynx et les amygdales ne présentent rien d'anormal. L'exploration la plus attentive de l'appareil broncho-pulmonaire, ne permet de constater aucun signe de lésion, si minime qu'elle soit.

La sonorité est normale aux deux sommets ; l'auscultation laisse percevoir une respiration parfaitement régulière. D'ailleurs il n'existe aucune gêne respiratoire : 20 respirations par minute.

Les caractères de cette toux rauque, brusque, persévérant sans cause connue en dehors de toute affection catarrhale ou infectieuse des voies respiratoires, font penser à une *toux sympathique* ; les troubles digestifs siégeant du côté de l'estomac et caractérisés par les symptômes décrits précédemment permettent d'expliquer dans une certaine mesure la toux, qui aurait alors une origine réflexe. En effet, la *pression brusque au niveau de l'épigastre* fait éclater immédiatement une quinte de toux.

Bien que la toux gastrique ait été niée par quelques auteurs, certaines observations semblent en établir solidement la réalité. D'un autre côté, les affections de l'estomac sont très fréquentes et ne s'accompagnent pas ordinairement de toux persistante. Dès lors, il faut trouver des circonstances particulières expliquant la production de cet épiphénomène, de cette toux singulière. Ces conditions sont l'âge, le sexe de l'enfant, qui en favorisant les reflexes de tout ordre, doivent faciliter ici la production de la toux.

Pour chercher à vérifier cette hypothèse, nous introduisons l'extrémité mousse d'un porte-plume dans le conduit auditif externe de l'enfant, et nous obtenons immédiatement une quinte de toux, dont les caractères sont absolument semblables, à ceux que l'on observe spontanément ou par pression sur l'épigastre. La titillation des deux conduits auditifs produit le même résultat. En résumé, il y a à la fois *toux gastrique* et *toux auriculaire*.

Au point de vue du traitement, la toux pouvant être considérée comme indépendante d'une affection broncho-pulmonaire, les médicaments précédemment administrés sont supprimés. On prescrit un purgatif léger : Huile de ricin, 30 grammes. Les jours suivants, dix gouttes avant chaque repas de :

Teinture de noix vomique.... ⎫
—   de colombo.......... ⎬ ââ 5 grammes
—   de gentiane......... ⎭

Aux repas, comme boisson, de l'eau de Vals Précieuse, coupée d'un tiers de vin de Bordeaux.

A la fin du repas, un verre de liqueur d'élixir de Mialhe. Nous revoyons l'enfant au bout de 8 jours : la toux a complètement disparue ; la pression au creux épigastrique ne la fait plus naître ; de même la titillation du conduit auditif ne produit plus de toux réflexe.

L'enfant a été suivie depuis cette époque et sa santé est absolument satisfaisante.

L'existence de la toux gastrique a été mise en doute par quelques auteurs. L'observation que nous relatons ici, nous paraît à ce point de vue tout à fait probante. D'ailleurs, tous les observateurs admettent l'existence des toux réflexes, ou plus exactement, (car la toux est toujours le résultat d'un réflexe) des toux *sympathiques*. Les toux sympathiques peuvent être définies, celles qui accompagnent des affections d'un siège parfois très éloigné et sans rapport avec l'appareil respiratoire.

La toux survient alors, comme épiphénomène, se surajoutant à la maladie principale, mais ne faisant pas corps avec elle. Cependant ce symptôme peut prendre par son intensité, par sa persistance, par la signification qu'on y attache ordinairement, une telle importance, qu'il masque l'affection primitive et entraîne ainsi des erreurs de diagnostic.

Sans parler de la toux des névroses, de la toux pleurale, il est permis de rappeler l'existence de la toux hépatique, de la toux utérine, déjà signalée par Aran, de la toux vermineuse, de la toux dentaire, qui méritent bien le titre de toux sympathiques.

Au point de vue de la physiologie pathologique, la toux gastrique s'explique parfaitement par les données anatomiques, la muqueuse de l'estomac recevant des filets sensitifs du nerf pneumo-gastrique. Le nerf laryngé supérieur, branche du pneumo-gastrique, constitue une voie centripète du réflexe tussigène, mais cette voie n'est pas la seule. Quelque soit le siège exact de ce centre tussigène, qui paraît être bulbaire, et qui actionne directement l'ensemble des muscles expirateurs, il est certain que ce centre peut être mis en activité, à la suite d'excitations venues par plusieurs voies centripètes différentes. Ainsi les filets hépatiques, ou gastriques, ou encore le rameau auriculo-temporal peuvent constituer le premier segment de l'arc réflexe. Il suffit que leurs filets terminaux se trouvent irrités soit par des corps étrangers, soit par un néoplasme, soit à la suite d'une affection inflammatoire quelconque.

La toux sympathique, malgré la diversité de son origine, se reconnaît à des caractères particuliers. Son timbre est spécial : elle est rauque. brusque, sèche, persistante, ne procure aucun soulagement au malade ; elle n'est pas précédée de chatouillement laryngo-trachéal, et ne s'accompagne d'aucune inflammation catarrhale des voies respiratoires, dont l'examen direct permet de constater l'intégrité parfaite. Par contre, un examen attentif du malade fait reconnaître l'existence de symptômes dépendant d'une autre affection, à laquelle il est possible de rattacher la toux.

Cependant, puisque la toux sympathique se présente dans les affections que nous avons citées, comme un caractère *inconstant*, ne convient-il pas de ne voir dans sa présence qu'une simple coïncidence ? Il en serait ainsi, si le traitement de la maladie principale n'avait pas pour effet de modifier rapidement la toux concomitante ; mais en agissant sur l'élément causal, on atteint en même temps les effets éloignés ; il faut donc éliminer l'idée d'une relation fortuite entre la toux d'une part et l'affection gastrique. Reste à expliquer cette connexion non constante, mais cependant réelle. On doit admettre un état particulier du système nerveux bulbo-médullaire, qui prédispose à ces manifestations réflexes à distance ; ce ne serait en somme qu'une exagération du pouvoir réflexe normal. La toux observée alors s'explique par la loi d'irradiation des réflexes, bien établie par Pflüger et par Chauveau. Aussi ces toux sympathiques se rencontrent-elles de préférence parmi les femmes, les enfants, chez lesquels le système nerveux central est très impressionnable et doué d'une réflectivité excessive. C'est ainsi qu'Aran rapprochait la toux utérine qu'il décrivait, de la toux hystérique, qui en diffère d'ailleurs. Il nous paraît difficile d'interprêter autrement la relation de certaines toux avec des affections viscérales profondes ; entièrement indépendantes de lésions de l'arbre respiratoire.

Lille Imp. L. Danel.